AF464420

CONSIDÉRATIONS
SUR LA CONFECTION
DE CORSETS ET DE CEINTURES

PROPRES A S'OPPOSER A LA PERNICIEUSE HABITUDE DE L'ONANISME;

PAR G. JALADE-LAFOND,

Docteur en Chirurgie de la Faculté de Médecine de Paris, Ex-Chirurgien aux Gardes Françaises et aux Hôpitaux militaires, Chirurgien-Herniaire de la Cour du Prince DE WALDECK et de l'Institution académique des Nations étrangères, Auteur du Bandage Rénixigrade, ou nouvelle espèce de Brayer, breveté du Gouvernement, etc.

A PARIS,

CHEZ { L'AUTEUR, rue de Richelieu, N.° 46;
Et au Palais-Royal, N.° 68;
MÉQUIGNON-MARVIS, Libraire, rue de l'École de Médecine, N.° 9.

1819.

BANDAGE

CONTRE

L'ONANISME.

Depuis *Hippocrate* jusqu'à nous, les médecins les plus célèbres et les plus grands observateurs nous ont fait connaître tous les dangers et toutes les tristes conséquences des évacuations immodérées de la liqueur spermatique. Mais si la perte très-abondante de ce fluide par un coït trop souvent répété, peut avoir sur notre économie une pernicieuse influence, ses effets sont encore bien plus marqués lorsqu'elle est sollicitée par des attouchemens vicieux à une époque où la constitution n'est pas encore achevée, et où la nature s'occupe de perfectionner son plus bel édifice. C'est chez les jeunes sujets, chez les enfans principalement, chez les adolescens et les jeunes gens qui vont arriver ou qui arrivent à la puberté, que l'onanisme peut être funeste. Les adultes n'en sont cependant point exempts, et ils n'en deviennent que plus coupables. Nous avons connu des hommes du plus grand mérite, des littérateurs distingués, qui se livrant à la masturbation, ont perdu, par cette manœuvre indigne, tout leur jugement et toute leur imagination. A plus forte raison, que ne doit-on point redouter lorsque c'est un très-jeune sujet qui s'abandonne à cette pratique condamnable! *Hippocrate*, *Galien*, *Arétée*, *Pline*, *Hoffmann*, *Van-Swiéten*, *Fabrice-de-Hilden*, *Salzmann*, *Tissot*, *Vogel*, *Gruner*, de *La Fontaine*, *Zimmermann*, et quelques auteurs français modernes, tels que MM. *Coffin-Rosny* (1), *Doussin-Du-*

(1) *De la Nature outragée par les écarts de l'imagination, ou Nouveau Traité d'Onanisme et Guide physiologiste pour la jeunesse.* — Paris, 1815.

breuil (1) *Nauche*, etc., ont fait connaître les terribles conséquences de l'onanisme, et ont cherché à les arrêter ou à les combattre. Mais les secours de la religion, de la morale, de l'hygiène, ont le plus souvent été insuffisans pour réprimer cette habitude criminelle. En effet, que peut-on attendre de tous ces moyens employés par de sages instituteurs, des amis éclairés, ou de tendres parens, lorsque les malades avouent n'avoir pas assez d'empire sur eux-mêmes pour vaincre cette habitude, pour appaiser leurs désirs, et faire taire leur passion effrénée! Plusieurs des ouvrages dont nous avons cité les auteurs, renferment de nombreuses observations, où l'on voit des malades eux-mêmes implorer des secours pour les aider à surmonter leur penchant, auquel ils essaient, mais le plus souvent en vain, de ne plus s'abandonner. Que pourront, à plus forte rai-

---

(1) Pl. XI, fig. 1.re et 2.e, H. I. K. L. M. N.

son, les moyens moraux, et ceux du régime, ou même une surveillance active sur des jeunes gens qui dissimulent leur conduite coupable, et qui ne voulant point se corriger, nient leurs égaremens, ou enfin contre des enfans encore très-tendres, que l'exemple a entraînés, ou auxquels des leçons criminelles ont été données, et dont le cœur ou l'esprit ne peuvent être touchés ni par l'idée du danger, ni par le chagrin de leurs parens, ni par l'attrait des récompenses ou la crainte de la punition. Tout doit échouer dans cette circonstance; et ces malheureux seraient voués à une mort aussi triste que certaine, ou à une existence malheureuse, par la perte de leur santé et de leurs facultés mentales, si la médecine, toujours attentive et studieuse, n'avait point fini par trouver le moyen d'arrêter dans sa cause même, les ravages de l'onanisme. Dans ce cas, comme dans mille autres, la médecine doit paraître comme une émanation de la divinité qui vient consoler les hommes, ou les arrêter au bord du précipice. L'état social, sans la médecine, serait peut-être plus nuisible qu'utile à l'humanité. Mais cette mère vigilante, lors même que les lois sont muettes ou insuffisantes, nous conserve ou nous rend des biens dont nous ne connaissons tout le prix qu'après les avoir dépensés ou entièrement perdus.

Les accidens dépendans de l'onanisme ont été tracés par une foule d'écrivains, et l'on pourrait dire, sans exagération, qu'il n'est pas de maladie qui ne puisse trouver sa source dans ces jouissances solitaires et illicites. Les effets les plus communs sont l'affaissement général, le manque d'accroissement de ceux qui se livrent à ce genre d'abomination, et dont le développement du corps n'est pas achevé; la maigreur, la décoloration, un état d'étiolement et de cachexie, d'engourdissement dans tous les membres, quelquefois même des douleurs intérieures, des tiraillemens, des phénomènes nerveux de toute espèce, des convulsions; l'épilepsie, l'hystérie, l'hypocondrie, des défaillances, des palpitations, et fréquemment des maladies organiques du cœur ou des gros vaisseaux; des céphalalgies, des éblouissemens, des vertiges ou des douleurs d'estomac, de poitrine, ou des coliques accompagnées de dévoiement ou de diarrhées rebelles. La toux, la fièvre lente, les sueurs colliquatives, arrivent plus tard; et conduisent le sujet au tombeau, après l'avoir fait passer par tous les degrés du marasme et de la phthisie.

Différentes éruptions se manifestent souvent sur la figure ou sur d'autres parties du corps; tantôt elles ont la forme de boutons ou de pustules saillantes, indolentes et stationnaires; tantôt ces boutons passent à la suppuration, et il sort de leur partie centrale une matière blanche, d'apparence caséuse, mêlée à un peu de sang. Des démangeaisons fatiguent le malade et réveillent sans cesse ses désirs, qu'il finit par satisfaire; et de cet acte de plus en plus répété, résulte une émission très-facile d'un sperme très-liquide, presque séreux, et mêlé d'un peu de sang. L'incontinence de ce fluide, ou la véritable gonorrhée survient, et jette plus rapidement encore le malade dans l'asthénie et l'épuisement.

Les facultés morales et intellectuelles se dégradent et s'affoiblissent comme les forces physiques ; les objets extérieurs ne font plus sur les sens qu'une impression légère et fugace, la mémoire ne garde plus aucun souvenir de ces impressions, le jugement devient nul ainsi que l'imagination, et le malade n'est capable de donner son attention à aucune chose ni de se livrer à la réflexion ; il finit par tomber dans un état de démence ou d'idiotisme qui le rapproche de la brute. Les plaisirs qu'on goûte par l'union des sexes, n'ont pour ces malheureux aucun attrait ; souvent même avant que la maladie soit parvenue à cette période, si on les marie, ils n'ont aucune aptitude au coït, et par conséquent à la procréation. L'état de dégradation est donc à son comble, et ces individus deviennent un objet de dégoût ou de pitié pour tous ceux qui les connaissent. Si leur intelligence est moins altérée que je viens de le dire, ils deviennent taciturnes, moroses, mélancoliques, et souvent le *tædium vitæ* finit par survenir et par les conduire au suicide.

Par cette esquisse rapide des dangers de l'onanisme, nous démontrons que rien ne peut être plus utile à la société que la connaissance des moyens capables de réprimer de pareils penchans, ou d'interrompre une semblable habitude. Si le mal est récent, si le sujet est parvenu à l'âge de raison, la religion est sans doute l'agent le plus puissant pour le détruire. C'est par elle que nous connaissons l'énormité de nos fautes, que nous recevons la force de surmonter la tentation, et que nous concevons l'espoir consolateur d'un pardon. Mais si le sujet est très-jeune, si son esprit est déjà très-affecté, ou si son cœur a été empoisonné par des principes d'immoralité en tous genres, la religion, qui est toujours efficace, demanderait un temps trop long; les prières des parens seraient insuffisantes, les menaces même seraient trop faibles, et la surveillance la plus active ne garantirait pas l'enfant contre lui-même : un instant suffit pour qu'il s'abandonne à son penchant.

J'ai pensé que le seul moyen d eparvenir à un résultat heureux était de garantir les personnes adonnées à la masturbation, de toute possibilité à l'extérieur, en cachant les organes de la génération sous des enveloppes qui, pouvant permettre l'excrétion de l'urine, s'opposeraient à l'onanisme. C'est après avoir essayé de tous les autres moyens, tels que le maillot, la ligature des mains, des pieds et du tronc lui-même pendant la nuit, après avoir usé de tous les secours de l'hygiène, que j'ai été convaincu qu'il n'y aurait, pour parvenir à une réussite certaine, qu'à mettre un obstacle aux attouchemens de la main sur les parties génitales. Ce moyen, je l'ai trouvé : et c'est après en avoir constaté un grand nombre de fois les bons effets, que je me plais à le faire connaître, afin qu'il devienne d'un usage plus fréquent, et qu'il rassure les parens contre les habitudes vicieuses que leurs enfans ne contractent que trop fréquemment dans les lieux consacrés à l'éducation en commun.

Le moyen que je propose est très-simple, et l'expérience de vingt années m'en a démontré les avantages. Il a sur-tout celui de pouvoir être employé par les parens eux-mêmes, et de n'exiger qu'une surveillance fort peu gênante.

C'est un bandage ou corset dont on verra la représentation sur la planche I.re (fig. 1.re et 2.e), et sur la planche II. Il se compose d'une large ceinture en toile grise ou en nankin, quelquefois d'une espèce de chemise ou juste-au-corps, en toile, lacé par derrière, que des épaulettes retiennent en haut, et qu'un demi-caleçon assujettit inférieurement, de manière qu'il ne peut ni descendre ni monter. (*Voyez* planche II). Une suite d'élastiques se voient en avant. Pour que ce bandage se prête aux différens états d'expansion ou de resserrement de la poitrine ou du ventre, un écusson en argent, en vermeil ou en or, ayant la forme des parties génitales, et proportionné à leur volume, est placé au bas de la ceinture, et reçoit la verge et les bourses. La cavité de cet écusson a une capacité double du volume des parties qu'il doit contenir. Le canal qui reçoit le pénis est également plus grand que l'organe lui-même; il est incliné un peu de côté pour éviter une saillie sous la culotte. Ce canal peut, par sa capacité, se prêter aux différens états de la verge; son extrémité inférieure est perforée pour permettre l'issue de l'urine; mais il doit être fixé invariablement et ne faire qu'une seule pièce avec l'écusson, car les moindres mouvemens que pourrait exécuter l'enfant, entretiendraient l'éréthisme et feraient manquer le but qu'on se propose d'atteindre. D'autres ouvertures sont pratiquées en divers points de cet écusson, pour permettre l'entrée à l'air, afin de favoriser l'évaporation de la transpiration, et de s'opposer à une plus grande chaleur, ou à de l'humidité sous cette machine.

Fait de la sorte, d'après des mesures prises sur le sujet, ce bandage ne doit ni comprimer les parties, ni gêner les mouvemens et les autres fonctions.

Les érections elles-mêmes peuvent avoir lieu; mais n'étant plus excitées par des attouchemens manuels, elles sont de peu de durée et deviennent de plus en plus rares; et c'est ainsi que le jeune sujet finit par perdre l'habitude de l'onanisme.

Le corset ou le bandage appliqués, comme nous les avons représentés sur nos planches, et fermés par-derrière par un lacet, des courroies et des boucles, et de plus par de petits cadenats, afin que des domestiques gagnés ou des amis trop complaisans ne defassent pas le bandage, permettent à l'enfant une entière liberté de tous ses membres; il peut s'habiller comme de coutume, sortir, se livrer à tous ses exercices ordinaires, uriner et aller à la selle, sans qu'il soit nécessaire de le défaire.

Dans le simple bandage, la ceinture maintient l'écusson dans sa partie haute, tandis que les sous-cuisses le garantissent de toute vacillation par sa partie basse. Je puis affirmer que sur un grand nombre de ces bandages, que j'ai construits et appliqués, je ne les ai jamais vu se déranger. — Une seule fois, un jeune homme de dix-huit ans, qui était dans une pension, à Versailles, et auquel j'appliquai mon bandage, eut la hardiesse de le briser pendant la nuit qui suivit l'application, tant ce jeune homme était tourmenté par ses desirs effrénés; mais, après une forte réprimande que son père lui fit en notre présence, il garda patiemment son bandage pendant quatre mois consécutifs, au bout duquel temps sa santé précédemment très-altérée, se trouva rétablie, et son habitude vicieuse détruite. Je citerai encore, à l'appui de l'efficacité de mon bandage, l'observation d'un jeune homme de quatorze ans, fils d'un chef de division d'une grande administration, et dont M. le docteur *Marc*, homme dont le caractère est aussi estimable que le savoir est étendu et profond, dirigeait le traitement. Il avait contracté, dans sa pension, la funeste habitude de l'onanisme, et son goût pour l'étude, son application à ses devoirs étaient entièrement perdus. Il était tombé dans un grand état de faiblesse; ses doigts étaient à moitié fléchis, et il ne pouvait pas les ramener dans l'extension. Trois mois de l'usage de mon bandage et un bon régime que je lui fis suivre dans ma maison de santé à Chaillot, suffirent pour réparer le délabrement de sa constitution, et pour détruire la cause qui l'avait jeté dans le triste état où nous l'avions trouvé.

Nous recommandons aux personnes qui voudront faire usage de notre bandage pour des enfans, d'avoir soin d'entretenir la propreté des parties sur lesquelles il est appliqué. C'est pourquoi il convient de ne pas le laisser en place plus de huit jours, sans faire prendre un bain de propreté à l'enfant, ou sans laver avec une éponge douce imbibée d'eau froide, dans laquelle on aura ajouté un peu d'eau-de-vie, les parties génitales et l'intérieur de l'écusson.

Planche I.re

Bandage contre l'Onanisme.

Fig. 1.re Elévation d'une partie du corset comprenant la ceinture, l'écusson et les sous-cuisses. Ce corset, vu de face, est tel qu'il doit être placé sur le sujet.

Fig. 2. Elévation latérale ou profil de la même partie du corset.

A. B. C. D. E. F. G.; A'. B'. C'. D'. E'. F'. G'. Deux parties en toile composant la ceinture qui est réunie par un élastique couvert de peau de chevreuil, et portant un écusson métallique.

A. A'. B. B'. Cet élastique, rétréci en B. B'., et réuni lui-même à l'écusson aux points B. B'.

H. I. K. L. M. N. O. P. Cet écusson.

R. K. L. Q. M. Partie de cet écusson recevant les parties génitales.

a. b. c. d. Petit rebord garni d'un bourrelet en peau pour préserver la verge de tout frottement.

e. f. Petits trous disposés sur plusieurs cercles, pour entretenir la circulation de l'air.

g. h., *etc.* Autres petits trous pour fixer l'écusson au corset.

i. k. l, *etc.*; *i'. k'. l'.*, *etc.* Œillets pratiqués dans les deux parties postérieures de la ceinture pour les réunir.

S. T. U. V. X. Y. Large courroie et boucle réunissant les deux parties composant la ceinture, en permettant de la serrer graduellement.

Z. Cadenas postérieur de sûreté.

H'. I'. K'., H". I". K". Les deux sous-cuisses partant de l'écusson et réunis à la ceinture par les boucles L'. L"., fixées elles-mêmes à cette ceinture, et de plus par les deux cadenas de sûreté M'. M".

Planche II.

Réunion des parties qui composent le corset, y compris le demi-caleçon placé sur le sujet.

a. b. c. d. e. Ceinture et écusson *f. g. h.*, partie élastique du corset.

FIN.

Bandage contre l'Onanisme . Pl. I

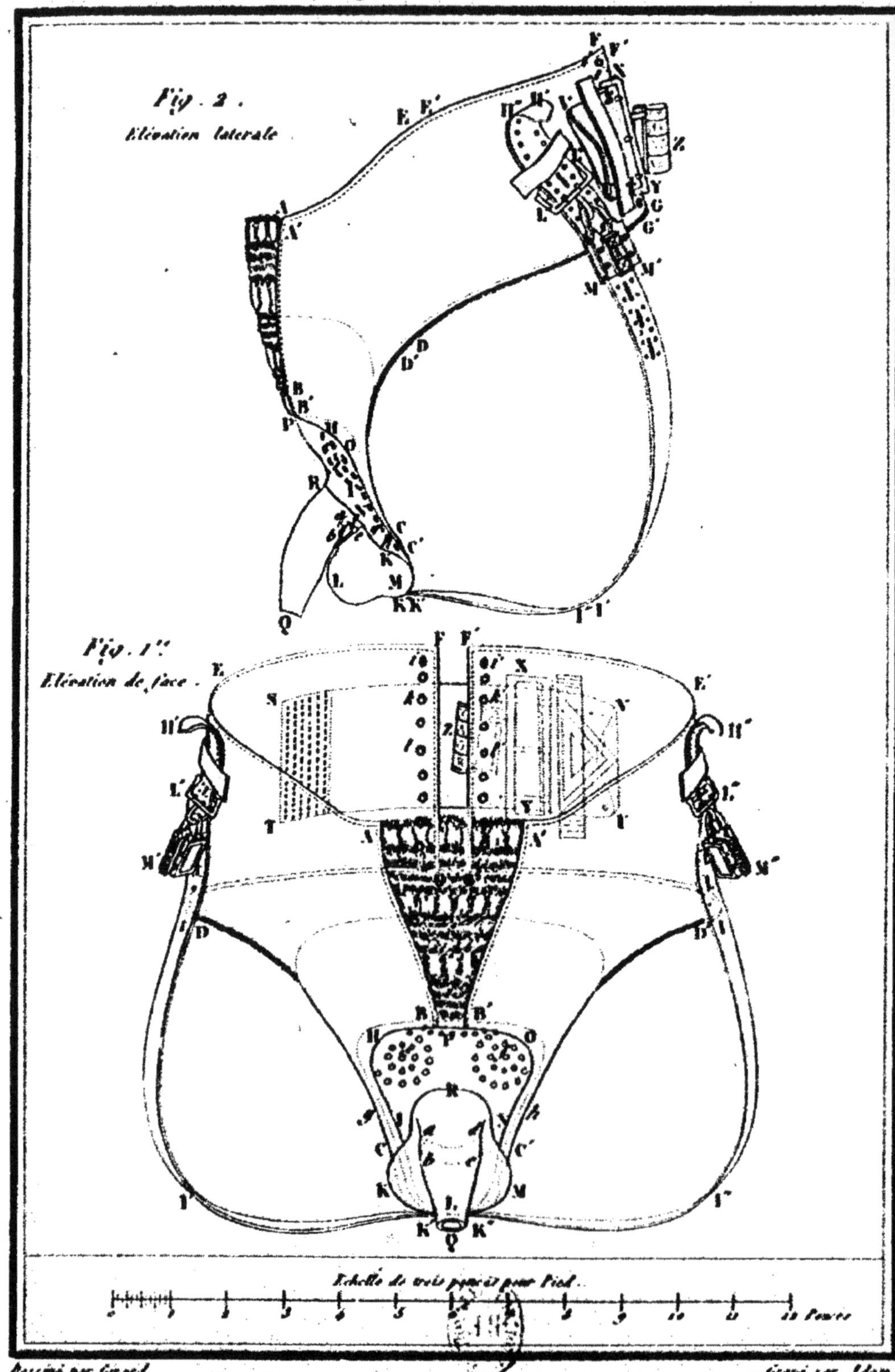

Corset contre l'Onanisme placé sur le Sujet. Pl. II

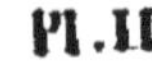

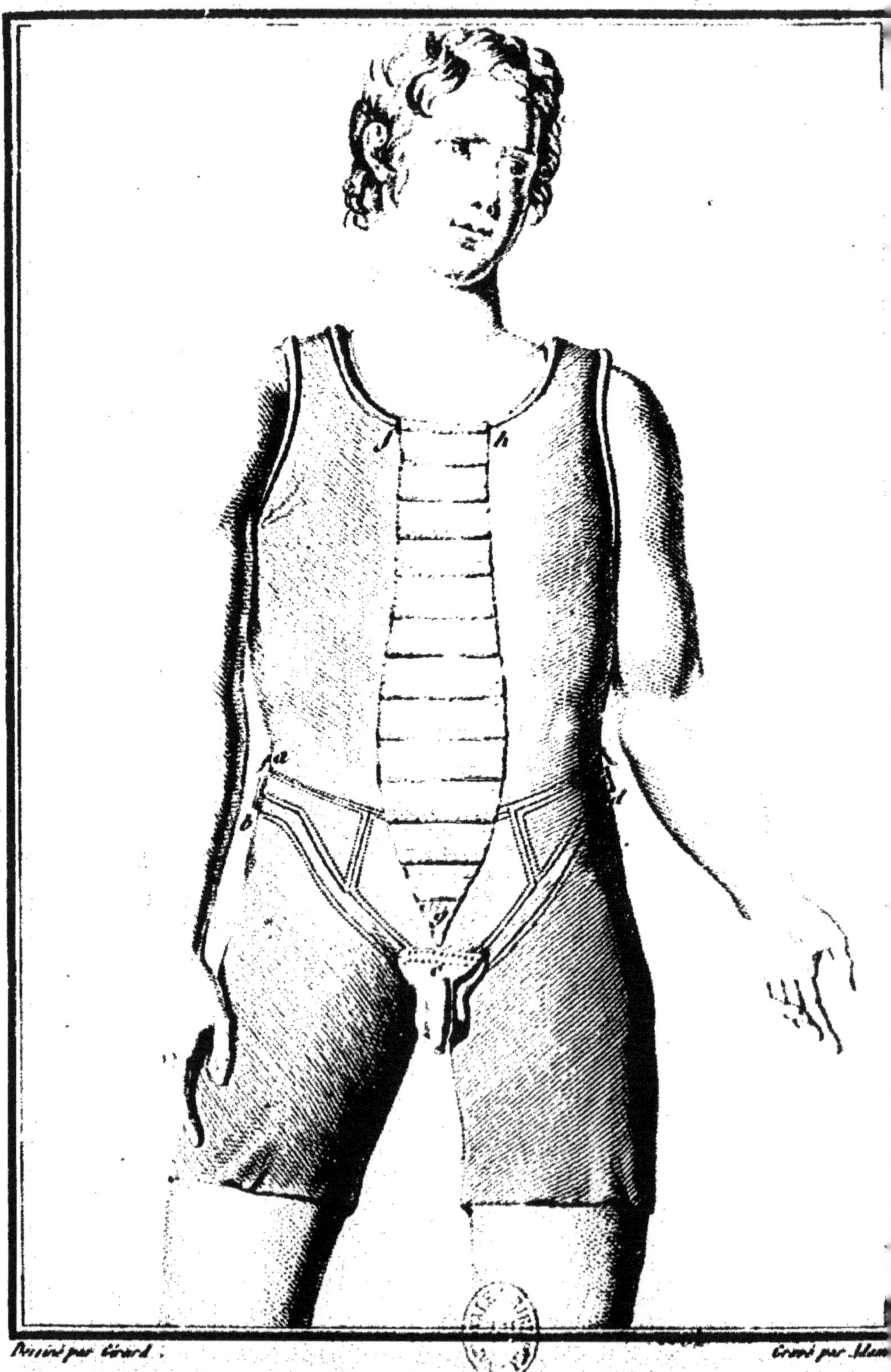

Dessiné par Girard. *Gravé par Adam*

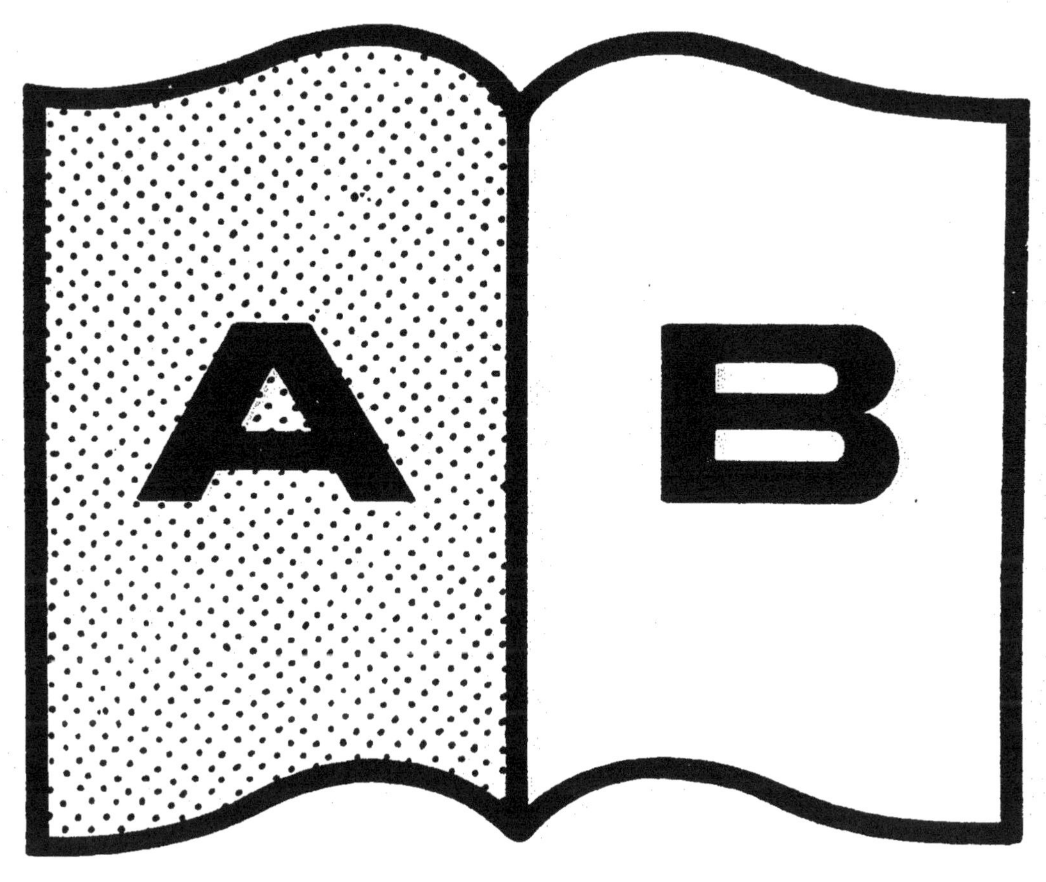

Contraste insuffisant

NF Z 43-120-14

www.ingramcontent.com/pod-product-compliance
Ingram Content Group UK Ltd.
Pitfield, Milton Keynes, MK11 3LW, UK
UKHW012310240726
13966UKWH00005B/1771

9 782012 880955